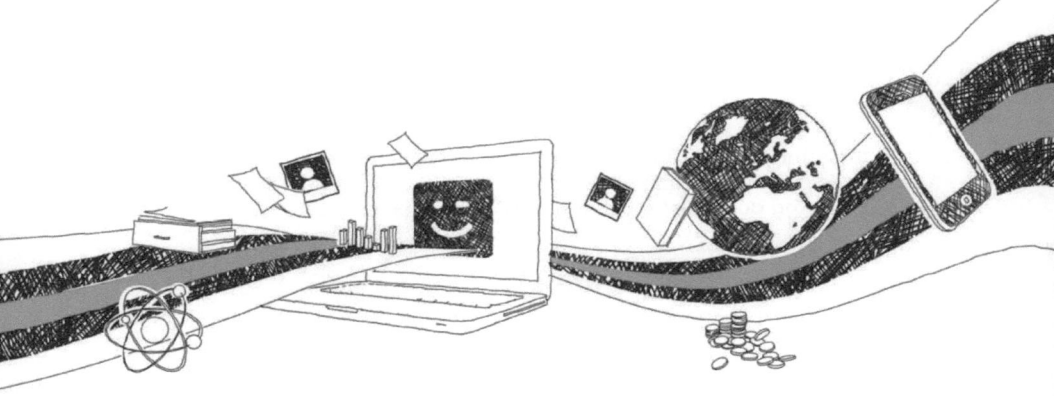
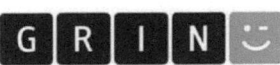

**Bibliografische Information der Deutschen Nationalbibliothek:**

Die Deutsche Bibliothek verzeichnet diese Publikation in der Deutschen National-
bibliografie; detaillierte bibliografische Daten sind im Internet über http://dnb.d-
nb.de/ abrufbar.

**Impressum:**

Copyright © 2007 GRIN Verlag, Open Publishing GmbH
Druck und Bindung: Books on Demand GmbH, Norderstedt Germany
ISBN: 978-3-656-67359-0

Alexandra Rössner-Fischer

# Burnout. Allgemeine Vorsorgemaßnahmen

GRIN Verlag

**GRIN - Your knowledge has value**

Der GRIN Verlag publiziert seit 1998 wissenschaftliche Arbeiten von Studenten, Hochschullehrern und anderen Akademikern als eBook und gedrucktes Buch. Die Verlagswebsite www.grin.com ist die ideale Plattform zur Veröffentlichung von Hausarbeiten, Abschlussarbeiten, wissenschaftlichen Aufsätzen, Dissertationen und Fachbüchern.

**Besuchen Sie uns im Internet:**

http://www.grin.com/

http://www.facebook.com/grincom

http://www.twitter.com/grin_com

# Alexandra Rössner-Fischer

# Burnout. Allgemeine Vorsorgemaßnahmen

# Inhaltsverzeichnis

# 1 Einleitung

Der Begriff „Burnout" wird in den letzten Jahren fast inflationär verwendet. Es gibt inzwischen über 9.200 Bücher die sich hauptsächlich, oder zumindest in einem Kapitel, diesem Thema widmen.

Zwischen 1974 und 1983 wurden ca. 1000 Bücher, Zeitungsartikel und Publikationen veröffentlicht, von 1983 bis 1990 schon 1.500. Bis Ende 2006 werden über 9.200 Bücher auf dem Markt sein. Wenn man den Suchbegriff Burnout bei Google eingibt, erscheinen 15.600.000 Ergebnisse.

Bei dieser Flut an Informationen ist es schwer, an fachlich korrekte und relevante Auskünfte zu gelangen, da zeitgleich viele – nicht immer seriöse – Anbieter für Prävention und Therapie ihre Dienste anbieten.

Man könnte davon ausgehen, dass Unternehmen und Führungskräfte sich mit der Erkennung und Prävention beschäftigen und gezielte Maßnahmen umsetzen. Das Gegenteil ist der Fall. Trotz inzwischen durch Studien belegte Einsparung an Kosten, die eine Prävention gegen Burnout erzielen würde, befassen sich nur wenige Unternehmen mit diesem Thema. Auch die Mitarbeiter selbst werden selten aktiv, um sich gegen Burnout zu schützen.

Der Trend der letzten Jahre, alles schneller und kostengünstiger herzustellen, geht einher mit einer zunehmenden Belastung der Mitarbeiter, und der Angst um den Arbeitsplatz. Wer die Leistung nicht erbringen kann, wird ausgetauscht. Ebenso bedrohen billigere Arbeitskräfte aus anderen Ländern Europas den Arbeitsplatz.

Burnout wird häufig noch als Schwäche, Versagen oder individuelle Fehlleistung angesehen, obwohl in der Forschung zunehmend akzeptiert wird, dass die Arbeitsbedingungen bei der Entstehung von Burnout eine wichtige Rolle spielen.

Viele Mitarbeiter werden aus diesen Gründen – selbst wenn sie Anzeichen von Burnout bei sich bemerken – nicht zu ihrem Vorgesetzten gehen und um Unterstützung bitten.

Deshalb kommt Führungskräften in einem Unternehmen eine entscheidende Rolle zu. Sie sollten als erste Anzeichen bei ihren Mitarbeitern (und auch bei sich selbst) erkennen, und geeignete Maßnahmen ergreifen. Außerdem sind sie für die Arbeitsstruktur im Team zuständig, und können durch eine gut geplante, für alle Mitarbeiter nachvollziehbare Struktur schon Entlastung schaffen.

Burnout wird häufig mit einer Kerze verglichen, die an beiden Enden brennt. Doppelt so hell, aber auch doppelt so schnell verbraucht. In der Mitte fehlt dann Substanz um weiter brennen zu können.

Das bedeutet für eine erfolgreiche Prävention:

- Die Belastungen reduzieren (die Kerze brennt langsamer)
- Die Entlastung erhöhen (mehr Substanz in der Mitte)

Gerade die Entlastungsfaktoren werden bei den Burnout-Tests meist nicht berücksichtigt, aber auch in den Ratgebern nicht besonders hervorgehoben. Bei Google finden sich gerade 51 Ergebnisse für Entlastungsfaktoren.

Häufig könnte mit dem Wissen über die Ursachen von Burnout, sowie einer gezielten Prävention, erhebliche Kosten für das Unternehmen (Arbeitsausfall) und die Volkswirtschaft (Krankenkosten, Rente, usw.) eingespart werden.

Ebenso stellt eine Prävention eine Verbesserung des Arbeitsumfeldes für die Mitarbeiter dar. Ein Ziel, das selbst in Zeiten von Einsparungsmaßnahmen im Interesse der Unternehmungsleitung liegen sollte.

Wo immer dies möglich war, wurden geschlechtsneutrale Formulierungen gewählt, in den anderen Fällen zur Verbesserung des Leseflusses nur die jeweils kürzere Formulierung. Selbstverständlich sind immer Personen beiderlei Geschlechts gleichermaßen gemeint.

# 2 Burnout

## 2.1 Definition

Der Begriff "Burnout" wurde erstmals 1974 vom New Yorker Arzt und Psychotherapeuten Dr. Herbert Freudenberger als Krankheitsbezeichnung verwandt und bedeutet "Ausgebrannt Sein".

Die im Brockhaus von 1978 beschriebene Definition von Burnout lautet: „Kernenergietechnik: Durchbrennen von Reaktorenbrennstäben oder Komponenten infolge zu geringer Kühlung (Kühlmittelausfall) oder zu hoher Wärmeerzeugung (unkontrollierte Kernspaltung)."[1]

Die psychologische Definition fehlte damals noch. Inzwischen haben sich viele Wissenschaftler und Autoren mit dem Thema beschäftigt, und es gibt eine Vielzahl an Definitionen. Bis heute gilt die Feststellung von Maslach, „dass es keine Definition des Burnout gibt, die als Standard akzeptiert ist". [2]

In den meisten Büchern oder Studien findet sich einer der drei im folgenden beschriebenen Ansätze, um Burnout zu definieren:

- Nach der Persönlichkeit (Individuumszentriert)
- Gesellschaftlich – Sozialwissenschaftlich
- Arbeits- und Organisationsbezogen

*Persönlichkeitsbezogener Ansatz*

Die bekanntesten Vertreter dieses Ansatzes sind Edelwich und Brodsky. Sie definieren Burnout „als zunehmenden Verlust an Idealismus und Energie, den die in den helfenden Berufen Beschäftigten als Folge der Arbeitsbedingungen erfahren. Auf Grund von Falldarstellungen und Interviews mit Betroffenen beschreiben sie Burnout als einen vierstufigen Prozess der Desillusionierung:

1.Stufe: Idealistische Begeisterung

2.Stufe: Stagnation, Gefühl des Festgefahrenseins

3.Stufe: Frustration

4.Stufe: Apathie

---

[1] Brockhaus; Lexikon des Verlages Brockhaus
[2] Maslach, C. (1982). Understanding burnout. Definitional issues in analyzing a complex phenomenon

Burnout ist nach Edelwich und Brodsky also im Wesentlichen Verlust an Energie und Engagement durch fortschreitende Desillusionierung. In der Überidentifikation mit den Klienten sehen sie das entscheidende Kettenglied, das die einzelnen Phasen verbindet."[3]

## Gesellschaftlich-sozialwissenschaftlicher Ansatz

Cherniss betrachtet Burnout als „Verlust von moralischem Vorsatz oder Verpflichtung. Damit wendet er sich dagegen, Burnout als Stressreaktion zu betrachten. Verlust an Engagement, Entfremdung oder Schwächung moralischer Vorsätze sind ein Verlust sozialer Verpflichtung. Somit ist nach Cherniss Burnout ein Symptom dieser Verluste."[4]

Auf diesen Ansatz wird nicht näher eingegangen, da die aktuelle Literatur den wissenschaftlichen Studien folgt, und diesen Ansatz als alleinige Ursache klar ausschließt.

## Arbeits- und organisationsbezogener Ansatz

Allgemein beschreiben Pines und Kafry die Erfahrung von Burnout als „das Erleben von Distress, Unzufriedenheit mit Arbeit und Leben, Versagensgefühlen und dem Gefühl, es nicht mehr ertragen zu können.

Zentral in der Burnoutdefinition von Pines ist die körperliche, emotionale und geistige Erschöpfung. Beispiele dafür sind körperliche Symptome wie Ermüdung, Energiemangel, Unfall- und Krankheitsanfälligkeit, emotionale Symptome wie Niedergeschlagenheit, Hilf- und Hoffnungslosigkeit, Reizbarkeit und Nervosität und geistige Symptome wie eine negative Einstellung zu sich selbst, zum Leben und zur Arbeit allgemein.

Bei der Entstehung von Burnout spielen laut Pines und Kafry Persönlichkeitsfaktoren und Umweltbedingungen eine Rolle.

Als Umweltfaktoren nennen sie im Wesentlichen Stress und Unzufriedenheit erzeugende Arbeitsbedingungen wie Überforderung, Rollendruck und Rollenambiguität, zu hohe Verantwortung, gleichförmige Routine, Mangel an Autonomie, fehlendes Feedback, fehlende soziale Unterstützung, schlechte Ausbildung und ungenügende Bezahlung. Persönlichkeitsfaktoren sehen sie in spezifischer Helfermotivation (Berufung), besonderer

---

[3] Vgl. Edelwich, J. & Brodsky, A. (1984). Ausgebrannt - Das Burn-out-Syndrom in den Sozialberufen.

[4] Vgl. Cherniss, C. (1982). Burnout: Two ways of defining it and their implications

Sensibilität für soziale Not und emotionale Bedrängnis, klientenzentrierter Orientierung und dem Versuch, Selbstwertgefühle durch Selbstlosigkeit, Sympathie und Verständnis für andere zu erlangen. Copingstile und -fähigkeiten spielen eine besondere Rolle."[5]

Die einflußreichste Definition, die den meisten Arbeiten zu Grunde liegt, stammt von Christina Maslach und Susan Jackson. Maslach und Jackson haben in den letzten 30 Jahren die umfassendsten Untersuchungen auf dem Gebiet Burnout gemacht. Christina Maslach ist Psychologie-Professorin an der Universität von Kalifornien, Berkeley.

„Burnout is a syndrome of emotional exhaustion, depersonalization and reduced personal accomplishment that can occur among individuals who do 'people work' of some kind. ... The Emotional Exhaustion subscale assesses feelings of being emotionally overextended and exhausted by one's work. The Depersonalization subscale measures an unfeeling and impersonal response towards recipients of one's service, care, treatment or instruction. The Personal Accomplishment subscale assesses feelings of competence and successful Achievement in one's work with people."[6]

Maslach schreibt, „Burnout sei ein Syndrom, das bei Berufstätigen auftreten kann, die in irgendeiner Weise mit Menschen arbeiten. Das Syndrom ist eine Antwort auf die ständige emotionale Anspannung, die entsteht, wenn man intensiv mit Menschen arbeitet, vor allem wenn sie Probleme haben. Es kann als eine Art Job-Stress gesehen werden. Das Einzigartige bei Burnout ist, dass der Stress aus der sozialen Interaktion zwischen Helfer und Klient entsteht.

**Emotionale Erschöpfung** wird verstanden als das Gefühl, durch den Kontakt mit den Empfängern der Dienste (Klient / Patient) emotional überlastet, überanstrengt und ausgelaugt zu sein. Die emotionalen Ressourcen scheinen erschöpft zu sein.

**Depersonalisation** meint eine negative, abgestumpfte oder extrem distanzierte Beziehung zu anderen Menschen, die meist die Empfänger der Dienste oder Fürsorge der entsprechenden Berufsleute sind. Der Umgang mit den Klienten ist entpersönlicht, die Reaktionen ihnen gegenüber sind gefühllos, vergegenständlicht und objekthaft.

---

[5] Vgl. Pines, A.M. & Kafry, D. (1978). Occupational tedium in the social services.

[6] Maslach, C. & Jackson, S.E. (1981). The Maslach Burnout Inventory. Research edition.
Maslach, C. & Jackson, E. (1986). Maslach Burnout Inventory Manual (2nd ed.)

**Reduziertes Wirksamkeitserleben** meint mangelnde Gefühle der Kompetenz und die Einschätzung, in der Arbeit mit Menschen nicht erfolgreich zu sein „[7]

In der deutschen Version des Maslach Burnout Inventory sprechen Enzmann und Kleiber von „reduzierter persönlicher Leistungsfähigkeit."[8] „Reduziertes Wirksamkeitserleben ist aber eine treffendere Übersetzung. Es wird nämlich nicht die objektive Leistungsfähigkeit, sondern die subjektive Einschätzung der Wirksamkeit der eigenen Arbeit erfragt."[9]

Entscheidend am Anfang von Burnout ist, ob man diese Anzeichen wahrnimmt und sie zum Anlass nimmt, über Möglichkeiten der Belastungsreduktion und Entlastung nachzudenken.

Bei der Messung von Burnout mit dem „Maslach Burnout Inventory ist die Häufigkeit bzw. Dauer des Auftretens der Erschöpfungssymptomatik ein entscheidendes Kriterium bei der Einstufung des Burnout-Risikos."[10]

Christina Maslach faßt die Problematik von Burnout mit dem Zitat zusammen: „So stellt Burnout einen Verschleiß von Werten, Würde, Geist und Willen dar, kurz: einen Verschleiß der menschlichen Seele. Eine Krankheit, die sich nicht nur über einen längeren Zeitraum hinzieht, sondern auch einen Teufelskreis provoziert, aus dem es nur schwer ein Entrinnen gibt."[11]

## 2.2 Betroffene Personen- und Berufsgruppen

„Die menschlichen Charaktereigenschaften sind sehr komplex, so dass es keine klassische Burnout-Persönlichkeit gibt. Es gibt jedoch einzelne Charaktereigenschaften, die sich ungünstig auswirken können. Ängstliche und unsichere Personen neigen eher zu Burnout, da Unsicherheit nicht selten ein Grund für den Misserfolg einer Handlung darstellt. Ebenso ist es mit Schuldgefühlen. Die Neigung, sich Ziele sehr hoch zu stecken, Perfektionismus, Idealismus, ein labiles Selbstwertgefühl, konfliktbehaftete Wunschvorstellungen (z.B. der

---

[7] Vgl. Maslach, C. (1993). Burnout: a multidimensional perspective.
[8] Enzmann, D. & Kleiber, D. (1989). Helfer-Leiden. Stress und Burnout in psychosozialen Berufen.
[9] Gusy, B. (1995). Stessoren in der Arbeit, Soziale Unterstützung und Burnout. Eine Kausalanalyse.
[10] Vgl.Enzmann, D. & Kleiber, D. (1989). Helfer-Leiden. Stress und Burnout in psychosozialen Berufen.
[11] Christina Maslach, M. P. Leiter (2001)
DIE WAHRHEIT ÜBER BURNOUT
Stress am Arbeitsplatz und was Sie dagegen tun können

Wunsch nach Nähe und Harmonie einerseits und nach Autonomie und Leistung andererseits) oder übersteigerte Hilfsbereitschaft können die Entstehung von Burnout begünstigen.

Personen, die Erfolge und Misserfolge sich selbst zuschreiben, haben ein geringeres Burnout-Risiko als diejenigen, die ihr Schicksal von äußeren Kräften bestimmt sehen. Weiterhin fördern Weltbilder, in denen sich der Beruf als einzige Möglichkeit zur Sinnfindung bietet, die Ausprägung von Burnout.

Die Unfähigkeit, Grenzen zu setzen, die Schwierigkeit Misserfolge zu bewältigen und geringe Flexibilität im Wechsel von Strategien und Ansprüchen sind ebenfalls begünstigend."[12]

„In den 70er Jahren galten vor allem die sogenannten Helferberufe als Burnout gefährdet. Dazu zählten Therapeuten, Lehrer, Sozialarbeiter und Krankenschwestern."[13]

„Bereits 1980 schätzten Freudenberger und Richelson, dass ca. 10 % der Arbeitnehmer ausgebrannt seien. Aber auch sie sahen noch den Zusammenhang zwischen Berufen mit verstärkt sozialen-interaktiven Momenten und Burnout."[14]

„ Inzwischen gibt es Beschreibungen über die Ausbildung von Burnout in über 30 Berufen und Bevölkerungsgruppen. Dazu zählen unter anderen: Sozialarbeiter, Fürsorger, Hauseltern in Kinderdörfern, Drogenberater, Personal von Beratungsstellen, Studentenberater, Sozialforscher, Organisationsberater und –trainer, Krankenschwestern, Gemeindeschwestern, Hauswirtschaftsleiter, medizinisch-technische Assistenten, Leiter von Kliniken und Rehabilitationseinrichtungen, Ärzte, Zahnärzte, Krankenhausapotheker, Sprach- und Stimmtherapeuten, Beschäftigungstherapeuten, Psychotherapeuten, Pfarrer, Eltern und Therapeuten autistischer Kinder, Pflegepersonal geistig behinderter Erwachsener, Erzieherinnen, Lehrer, Erwachsenenbildner, Sporttrainer, Schulpsychologen, Anwälte, Polizisten, Gefängnispersonal, Stewardessen, Bibliothekare, Manager, Studenten und Arbeitslose."[15]

„Aktuelle Studien benennen nicht nur den Beruf, sondern auch schon Fachrichtungen. So gelten Mitarbeiter auf Intensiv-, Krebs- und AIDS-Stationen als besonders gefährdet. 40-60% der Pflegekräfte und 15–30% der Ärzte würden an Burnout-Symptomen leiden. Pflegende

---

[12] Vgl. Schmidt, B. (2004). Burnout in der Pflege
[13] Vgl. Müller-Timmermann, E. (2004). Ausgebrannt - Wege aus der Burnout-Krise
[14] Vgl. Bundesverband der Unfallkassen (2005). Psychische Belastungen am Arbeits- und Ausbildungsplatz S.90
[15] Vgl. Domnowski, M. (2005). Burnout und Stress in Pflegeberufen. S.100

Angehörige haben mit 60–80% (geschätzt) die höchste Burnout Betroffenheit aller Berufs- bzw. Personengruppen."[16]

Neuerdings registrieren Wissenschaftler eine neue Qualität der Burnoutgefahren: Das Syndrom sei in sämtlichen Berufen und Tätigkeiten anzutreffen. Im Arbeitsprozess stünde zunehmend die totale Verausgabung aller menschlichen Ressourcen auf der Tagesordnung und werde die gesamte Persönlichkeit gefordert. Die Arbeitszeit kennt häufig keine Grenzen mehr. Energiereserven bleiben dabei auf der Strecke, oft verbunden mit einer Kette endloser Frustration.

Somit kann jeder Mensch, der über einen längeren Zeitraum mehreren Burnout auslösenden Ursachen oder Umständen ausgesetzt ist, und zusätzlich noch Persönlichkeitsmerkmale aufweist, die Burnout begünstigen, daran erkranken.

---

[16] Vgl. Kolitzus, H. (2003). Das Anti-Burnout Erfolgsprogramm. S. 25
Vgl. www.psychotherapie-prof-bauer.de/burnout.htm Stress und Burnout

# 3 Prävention

## 3.1 Belastungsfaktoren reduzieren

### 3.1.1 Organisationsintern

„ Die Prävention von Burnout kann auf verschiedenen Ebenen und Bereichen stattfinden. Auf allen Ebenen ist es gleich bedeutsam, das Thema Burnout ernst zu nehmen und ihm Bedeutung zu schenken."[17]

*Burnout zum Thema des Arbeitsschutzes machen*

Burnout ist bei Arbeitgebern und Belegschaft oft ein Tabuthema. Vor allem die Beschäftigten haben Angst, Burnout-Symptome einzugestehen, da sie mit geringer Belastbarkeit gleich gesetzt werden. Um so wichtiger ist es deshalb, dass sich der betriebliche Arbeitsschutz um das Thema kümmert. Der Arbeitgeber sollte dazu die Mitarbeiter über das Ziel und die Vorgehensweise informieren, damit diese aktiv mitarbeiten können. Um effektiv dieses Thema anzugehen, sollte regelmäßig und fortlaufend informiert werden.

*Die Arbeitsorganisation überdenken und verändern*

Die Beschäftigten sollen die Möglichkeit haben, z.B. in Arbeitsgruppen oder durch innerbetriebliches Vorschlagswesen, mangelnde Organisation angeben und verändern zu können. Ebenso ist zu überprüfen, ob die jeweilige Berufsgruppe ihrer tatsächliche Arbeit nachgeht, oder ob zuviel tätigkeitsfremde Arbeiten übernommen werden. Gerade in Pflegeberufen ist es üblich, solche Tätigkeiten delegiert zu bekommen (z. B. Betten putzen, Blumen gießen, Hol- und Bringdienste, pflegefremde Verwaltungstätigkeiten).

*Arbeitspensum prüfen – Überstunden abbauen*

Im Rahmen seiner Fürsorgepflicht sollte der Arbeitgeber darauf achten, dass es nicht zu einer dauerhaften Überlastung der Beschäftigten kommt. Ständige Überstunden und häufiges Einspringen an dienstfreien Tagen senkt das Leistungsvermögen und führt zu mehr Fehlern. Das gleiche gilt für das ständige Arbeiten unter Hochdruck ohne biologische Leistungskurven

---

[17] Vgl. Schmidt, B. (2004). Burnout in der Pflege S. 43

11

und menschliche Kapazitätsgrenzen zu beachten (z. B. ärztlicher Bereitschaftsdienst über 24 Stunden). Um die Überlastung zu senken sollte ausreichend Personal angestellt sein, um die Arbeit und Engpässe (Urlaub, Krankheitsfälle) bewältigen zu können.

*Mitarbeiter qualifizieren und fördern*

Durch ständig neue Techniken und Anforderungen sind Angebote zur sozialen, fachlichen und gesundheitsbezogenen Qualifizierung notwendig. Thema sollte dabei nicht nur das Erlernen von neuem Fachwissen sein, sondern auch die damit verbundene Bewältigung der Belastung am Arbeitsplatz. Eine für alle Mitarbeiter bekannte und gelebte Karriereplanung dient zusätzlich der ständigen Qualifizierung und kann Mitarbeiter motivieren.

*Fürsorgepflicht für gefährdete Mitarbeiter wahrnehmen*

Verantwortungsbewusste Arbeitgeber sollten sich einschalten, wenn sich Beschäftigte zuviel zumuten. Durch die Überforderung schadet der Beschäftigte sich selbst, und langfristig auch dem Unternehmen.

*Hierarchische Struktur überdenken*

Übermäßige Kontrollen und autoritärer Führungsstil begünstigen Burnout. Statt dessen sollten Mitarbeiter gefördert werden, um eigenständig denken, planen und entscheiden zu können.

*Teamentwicklung fördern*

In der Studie konnte belegt werden, dass der Rückhalt im Team für die Mitarbeiter sehr wichtig ist. Regelmäßige Treffen, Einbeziehung in Entscheidungen sowie Wertschätzung und Rückmeldung durch das Team und dem Vorgesetzten entlasten und verringern das Burnout-Risiko.

*Regelmäßige Mitarbeitergespräche*

Der Arbeitgeber sollte durch Betriebsvereinbarungen regeln, wie häufig und in welchem Rahmen solche Gespräche zu führen sind. Es dem jeweiligen Vorgesetzten zu überlassen, ob und wie er diese Gespräche durchführt, ist nicht sinnvoll. Ob die Gespräche auch für Kritik bzw. Verbesserungsvorschläge genutzt werden, kann jeder Arbeitgeber selbst festlegen. Im Rahmen eines kontinuierlichen Verbesserungsprozesses sollten Mitarbeiter sich jederzeit äußern können. Es kann trotzdem sinnvoll sein, in einem vertrauten Gespräch nochmals danach zu fragen.

### *Umstrukturierungen transparent machen*

Jede Veränderung, die Mitarbeiter betrifft, führt zu Unsicherheit. Kommen dazu noch Gerüchte, verstärkt dies erheblich den Stress des einzelnen. Um dem vorzubeugen, sollten Veränderungen frühzeitig klar angesprochen und auf Gerüchte reagiert werden. Ebenso ist eine Beteiligung der Betroffenen an den Veränderungen – soweit möglich – sinnvoll.

### *Supervision und Balintgruppen*

Für belastete Arbeitsgruppen (Polizei, Feuerwehr, Pflege, Ärzte, usw.) sollte es die Möglichkeit der externen Supervision bzw. der Balintgruppe geben. Bei der Supervision werden belastende Situationen besprochen, aber auch Arbeitsabläufe und der Umgang innerhalb der Gruppe. So können frühzeitig Spannungen abgebaut, Mobbing und Angst vorgebeugt werden. Der Leiter der Gruppe sollte speziell dafür geschult sein, und unterliegt der Schweigepflicht. Auch die Supervision einzelner Mitarbeiter kann nötig und sinnvoll sein.

### *Wertschätzung und Fairness*

Erleben Mitarbeiter keine Wertschätzung ihrer Arbeit, werden Belastungen viel stärker wahrgenommen. Es geht dabei um die Grundhaltung dem Mitarbeiter gegenüber „Sie sind mir wichtig, ich schätze Ihre Arbeit". Damit verbunden ist das Erleben von Fairness. Werden einzelne Mitarbeiter bevorzugt oder besonders kritisiert, verursacht das bei den anderen Mitarbeitern Neid, Missgunst, Unsicherheit und Stress. Klare Absprachen und Regeln können solche Unsicherheit und Unklarheit verhindern.

### 3.1.2 Politische Ebene

*Geeignete politische Maßnahmen*

„Auf politischer Ebene kann Burnout-Prävention einen Stellenwert erlangen, indem diese Problematik thematisiert wird. Öffentliche Wertschätzung von Berufszweigen kann die gesellschaftliche Anerkennung fördern. Ein Einbeziehen der Burnout-Thematik könnte zum Beispiel durch Konzepte in der Gesundheitsreform belastende Arbeitssituationen in Pflegeberufen entschärfen. Durch geeignete politische Maßnahmen könnte erreicht werden, dass der wirtschaftliche Druck, dem Krankenhäuser und Pflegeheime unterliegen, abgefangen würde. Somit wäre auch eine Übertragung dieses Druckes auf das Pflegepersonal entkräftet."[18]

*Balancing-Kurse*

Das Institut für Burnout-Prophylaxe veranstaltet gemeinsam mit der Techniker Krankenkasse (TK) Balancing-Kurse in zehn deutschen Großstädten.

Jeder Kurs dauert fünf Tage, jeweils von 9:00 – 15:30 Uhr; sechs bis zehn berufstätige Mütter können daran teilnehmen. Kursgebühr: 100,- Euro. Im Rahmen der Stress-Prävention bei der TK und vielen gesetzlichen Kassen ist zudem noch bis zu 80 Prozent Zuschuss möglich. Durch eine Ausdehnung auf alle Versicherten wäre eine Prävention im großen Rahmen möglich.

*Gesundheitsförderunsprogramm „Prevent Burnout"*

Die Schweiz unternimmt in ihrer Prävention gegen Burnout direkte Maßnahmen in den Unternehmen. Das Institut für betriebliche Gesundheitsförderung „iBGF" in Winterthur hat ein 6-Phasen-Programm entwickelt, um Mitarbeiter und Führungskräfte in Unternehmen zu schulen, um Burnout vorzubeugen.

**Phase: Analyse**

Alle Mitarbeiter erhalten einen Fragebogen zu Burnout, ein Gesundheitsbericht der Mitarbeiter wird erstellt, und die daraus resultierenden Ergebnisse werden präsentiert.

**Phase Information und Sensibilisierung**

Das Programm Prevent-Burnout und die einzelnen Schritte der Umsetzung werden vorgestellt.

---

[18] Vgl. Schmidt, B. (2004). Burnout in der Pflege S. 43

14

**Phase: Umsetzung – nachhaltige Veränderung**

Teamleitende und weitere Schlüsselpersonen erhalten ein 1-Tages-Seminar mit den Themen „Fakten / Erkennen – Handeln – Vorbeugen" und „Als Führungskraft Burnout Situationen wirksam angehen und adäquat handeln"

**Phase: Integration – Verankerung im Unternehmen**

Teamleitende und weitere Schlüsselpersonen werden bei der Umsetzung im eigenen Team begleitet. Danach steht ein Coach von der iBGF für telefonische Beratung zur Verfügung.

**Phase: Follow-up – Verhaltensänderung prüfen und festigen**

Teamleitende und Schlüsselpersonen erhalten 6 Monate nach der Umsetzungsphase ein ½ - Tages-Follow-up Seminar. Zusätzlich gibt es eine Standortbestimmung der bisherigen Aktivitäten der Teamleitenden im eigenen Team.

**Phase: Evaluation – Ergebnisse prüfen**

Geschäftsleitung, Personalleiter und Teamleitende erhalten eine Befragung wie in Phase eins mit Zusatzteil; es erfolgt eine Präsentation des Programm-Erfolges mit Ausblick und Hinweisen auf zukünftige Maßnahmen.


### 3.1.3 Individuell

Viele Belastungen können zu Burnout führen. Deshalb ist es wichtig, sich diese Faktoren bewusst zu machen und zu reflektieren welche Faktoren individuell als besonders belastend erlebt werden. Durch gezielte Reduzierung einzelner Belastungsfaktoren kann das Risiko erheblich gesenkt werden. Durch gezielte Selbstwahrnehmung und Selbstreflexion kann frühzeitig eine Burnout-Tendenz erkannt und noch selbständig gehandelt werden. Durch Lernbereitschaft können eigene Schwächen – im Fachbereich oder in der Persönlichkeit – reduziert werden.

## 3.2 Entlastungsfaktoren

### 3.2.1 Familie und Freunde

In der Studie wurde dieser Faktor von fast allen Teilnehmern genannt. Wichtig ist, Zeit mit diesen Menschen einzuplanen. Man sollte nicht versuchen, allen Menschen gefallen zu wollen, sondern sich bewusst Freunde suchen, die die eigene Persönlichkeit akzeptieren, aber auch den Mut haben, Kritik zu üben. Soziale Kontakte halten außerdem die Psyche durch Aktivitäten und Gespräche jung. Lachen spielt eine wichtige Rolle und wird häufig in Ratgebern erwähnt. Lachen normalisiert den Blutdruck, stärkt die Immunabwehr und baut Stress ab. Durch regelmäßigen Kontakt bekommt die Wichtigkeit der Arbeit einen normalen Status und wird nicht überbewertet. Rückhalt durch Familie und Freunde ist **der** entscheidende Faktor um Burnout vorzubeugen.

### 3.2.2 Arbeitsumfeld und berufliche Entwicklung

Ausreichende Personalbesetzung und Arbeitsmaterialien, ein offener, vertrauensvoller Umgang untereinander, das Einbeziehen der Mitarbeiter in Entscheidungen und ein guter Führungsstil tragen erheblich zur Entlastung bei. Mitarbeiter sollten auf traumatisierende Extremsituationen vorbereitet werden, und Bewältigungsstrategien beigebracht bekommen. Ebenso sollten Personen zur psychischen ersten Hilfe bereitgestellt werden. Bei hoher psychischer Belastung im Beruf sollte regelmäßig Supervision stattfinden.

Regelmäßige Fortbildungen und die Möglichkeit zum Wechsel oder zur Rotation geben Sicherheit in die fachliche Kompetenz und erhöhen die Attraktivität der Arbeit Berufliche Entwicklungsmöglichkeiten sollten aufgezeigt, und mit jedem Mitarbeiter eine Karriereplanung gemacht werden. Das Einhalten von Arbeitszeiten und Pausenregelungen ist wichtiger Bestandteil um Überlastung vorzubeugen. Arbeitsinhalte jeder Berufsgruppe sollten klar geregelt und wichtige Arbeitsabläufe mit Standards hinterlegt sein.

### 3.2.3 Entspannung

Voraussetzung für eine seelische Entspannung ist zunächst die körperliche Entspannung, da diese in biologischer Wechselwirkung zum seelischen Befinden steht. Welche Entspannungsmethode gewählt wird, hängt von der Persönlichkeit des einzelnen ab. Schon 20 Minuten spazieren gehen, Musik hören oder Meditation helfen Stress abzubauen. Das Handy sollte gezielt für ein paar Stunden oder einen ganzen Tag abgeschaltet werden. Ausreichender Schlaf ist optimale Grundlage für sämtliche Tagesaktivitäten. Je nach Person liegt dieser zwischen 6 – 8 Stunden. Hobbies, die bildhaftes und räumliches denken erfordern und gleichzeitig den Einsatz beider Hände abverlangen, eignen sich besonders gut zum Entspannen (z. B. töpfern, basteln, modellieren).

### 3.2.4 Sport und Ernährung

„Mehrere Studien haben aufgezeigt, dass der Stresslevel reduziert und die Stresstoleranz durch Training im Ausdauerbereich markant gesteigert werden kann."[19] Ebenso ist körperliche Arbeit und Bewegung wichtig für den Stoffwechsel und die funktionellen physiologischen Regulationen. In den letzten Jahrzehnten hat sich in Deutschland die körperliche Aktivität stark verändert. Die meisten Menschen haben eine sitzende Tätigkeit und bewegungsarme Lebensweise. „Bereits 1998 waren laut einer Studie des Bundesgesundheitsamtes nur 13 Prozent der Erwachsenen so aktiv wie nötig. 30 Prozent waren kaum körperlich aktiv, 45 Prozent treiben keinerlei Sport."[20] Um einen Mangel auszugleichen sollte mindestens zweimal pro Woche 30 Minuten Sport betrieben werden. Jede Form der Bewegung wie schwimmen, laufen oder Fahrrad fahren ohne Leistungsvorgabe ist geeignet.

Burnout-Patienten haben häufig Mineralstoffmangel; Folge davon kann eine Konzentrationsstörung sein. Ebenso erhöhen fettes Essen, rauchen, Stress und Hektik den Bedarf an Nährstoffen. Eine gesunde, ausgewogene Ernährung mit viel Obst, Gemüse und Ballaststoffen kann Mangelerscheinungen vorbeugen. Die Mahlzeiten sollten regelmäßig und in Ruhe eingenommen werden. Der Mindestbedarf an Flüssigkeit beträgt mindestens 1,5 Liter, besser sind 2,0 Liter oder mehr. Besonders geeignet sind Heil- und Mineralwasser (zum Ausgleich Mineralstoffmangel) und ungesüßter Tee. Bei regelmäßigem Genuss von Alkohol kann es langfristig zu Einschlafstörungen und Leistungsminderung kommen. Sechs Wochen Alkoholpause wären in diesem Fall sinnvoll. Ab und zu Alkohol trinken schadet hingegen nicht.

### 3.2.5 Entlastende Handlungen, Rituale, Kreativität und Spiritualität

Rituale gliedern den Tag und die Woche in überschaubare Einheiten. Sie bringen einen verlässlichen Rhythmus ins Leben, der dem Menschen Sicherheit und Stabilität gibt.

---

[19] Vgl. http://www.swissburnout.ch/aktuell.htm
[20] Vgl. Kolitzus, H. (2003). Das Anti-Burnout Erfolgsprogramm S. 159

Gleichzeitig sind Rituale ein guter Ausgleich zur alltäglichen Hektik. Entlastende Handlungen sind meist Rituale: Kleiderwechsel nach der Arbeit, der Milchkaffee kurz vor Nachtschichtende, usw. Rituale sind für die Gesellschaft und für Teams wichtig, um besser mit Emotionen klarzukommen (Trauerfeiern), eine neue Rolle zu übernehmen oder einen neuen Arbeitsplatz (zum Einstand / zur Beförderung etwas ausgeben) und um Zugehörigkeit zu definieren (Geburtstag der Kollegen feiern z.b. in der Mittagspause). Viele Menschen sind sich nicht bewusst, dass sie Rituale haben. Um besser nach der Arbeit entspannen zu können, empfiehlt es sich, zu überlegen, welche Rituale man hat und diese dann bewusst lebt (bzw. überlegen, was ein Ritual werden könnte).

Kreativität kann passiv und aktiv ge- und erlebt werden. „In der Begegnung mit Kunst kann eine Möglichkeit liegen, innere Ruhe, Ausgeglichenheit und Klarheit zu finden. Gerade in diesem Bereich ist Platz für Kreativität, Träume und Phantasien, die individuell auslebbar sind und dazu beitragen, Abstand zu belastenden Faktoren zu gewinnen, mit der angenehmen Nebenwirkung der Gestaltung einer „eigenen Welt“.“[21]

Bei dem passiven Erleben kann es sich um ein Konzert-, Opern- oder Museumsbesuch handeln. Aktiv gestaltet kann das malen, töpfern, musizieren, basteln, kochen, schreiben, usw. sein. Meist unterscheiden sich solche Tätigkeiten stark von der Arbeit im Beruf, und eignen sich deshalb sehr gut zum Ablenken und Abschalten.

Der Glaube an Gott kann eine wichtige Stütze und Hilfe sein. Jeder Mensch hat Grundlagen in seinem Leben, die sein Handeln bestimmen und mit seine Persönlichkeit ausmachen. Wer sich mit diesen Grundlagen auseinandersetzt, sie sich bewusst macht und in sein Leben einbezieht, wird bei unerwarteten negativen Ereignissen gefestigter sein, als Menschen, die mit ihrem Ursprung nicht klarkommen oder sich nicht damit auseinandersetzen.

### 3.2.6 Entscheidung Beruf und Partnerschaft

Zwei wichtige Entscheidungen, die ein Mensch trifft, sind zum Thema Beruf und Partnerschaft. Kommt es zu einer Krise ist mit entscheidend, warum man diese Wahl getroffen hat. Bei der Berufswahl gibt es viele Gründe für die getroffene Entscheidung:

- familiäre Hintergründe: oft sind Berufe schon seit Generationen in der Familie üblich, und es wird erwartet, dass diese Tradition fortgesetzt wird.

---

[21] Domnowski, M. (2005). Burnout und Stress in Pflegeberufen S. 125

- finanzieller und wirtschaftlicher Aspekt: Zukunftsaussichten, Verdienst, Karrierechancen, Arbeitsmarkt

- Ansehen des Berufs: Einige Berufe sind hoch angesehen (z.b. Ärzte), andere weniger. Noch vor einigen Jahren war Schauspieler, Musiker oder Model kein Traumberuf.

- Finanzierungsmöglichkeiten: nur wer finanziell die Möglichkeit hat, kann studieren.

- Andere Gründe: die Ausbildungsstätte ist in Wohnortnähe; es gibt die Möglichkeit schon in der Ausbildung am Arbeitsort zu wohnen (z. B. Schwesterwohnheim)

Wird der Beruf nicht auf eigenen Wunsch ergriffen, sondern spielen andere Dinge eine Rolle, z.b. die Erwartung der Eltern auch Arzt zu werden, oder kein Geld für das Studium gehabt zu haben, werden Belastungen subjektiv stärker wahrgenommen, und führen schneller zu Burnout.

Bei der Partnerwahl ist die gleiche Situation gegeben. Gab es „gute" Gründe die auf Dauer eine Beziehung tragen, oder besteht die Partnerschaft weil z. B. kein anderer da war, oder die Frau ungeplant schwanger wurde. In einer intakten Partnerschaft kann sehr viel an Belastung abgebaut werden. Gibt es jedoch schwerwiegende Probleme durch die Beziehung belastet dies zusätzlich sehr stark. In Helferberufen mit Schichtdienst (Polizei, Feuerwehr, Ärzte, usw.) werden Partner sehr oft mit durch den Beruf belastet. Eine Unterstützung und Akzeptanz für den Beruf durch den Partner ist wichtig, da es sonst auf Dauer zu Unstimmigkeiten kommen wird.

### 3.2.7 Fortbildungen und Kurse

Nicht nur von Arbeitgeberseite aus sollten Fortbildungen angeboten werden. Die Mitarbeiter sollten auch selbst in ihrer Freizeit solche Möglichkeiten nutzen. Fortbildungen und Kurse, die sich zur Prävention gegen Burnout eignen:

- Zeitmanagement

- Atemschule

- Rückenschule (nicht nur für Pflegekräfte – Stress führt allgemein zu Verspannungen und entsprechenden Problemen)

- Gesunde Ernährung

- Kreative Kurse (malen, töpfern, Gitarrenkurs, Sprachen erlernen, usw.)

- Typen-Test, Selbstreflexionstest

- Balancing-Kurs

- Fachkurse für berufliche Weiterentwicklung

### 3.2.8 Selbstbelohnung

Wichtig ist bewusstes Genießen. Viele Menschen haben verlernt, sich selbst zu belohnen, haben Hemmungen oder ein schlechtes Gewissen dabei. Selbstbelohnung ist aber eine wichtige Wertschätzung der eigenen Person. Dafür sollte man sich bewusst Zeit nehmen, und sich darauf besinnen. Jeder Mensch empfindet Genuss anders. Was ausgewählt wird als Belohnung hängt von der individuellen subjektiven Empfindung ab. Wichtig ist weder Masse noch Exklusivität.

„Möglichkeiten zur Selbstbelohnung sind:

- Speisen: Süßigkeiten, Eis, Obst, Kuchen, Kekse, Fleisch, usw.

- Alkoholfreie Getränke: Wasser, Milch, Kaffee, Saft

- Menschen treffen: die interessant sind, mit denen gute Gespräche möglich sind, usw.

- Probleme lösen: Kreuzworträtsel lösen, mathematische oder technische Aufgaben

- Musik hören

- Musik machen

- Sport sehen oder treiben

- Radio hören / Fernsehen

- Lesen

- Einkaufen

- Ruhe, Entspannung, Atemübungen, Schlafen

- Zeit mit Familie und Freunden verbringen

- Ausgehen: Restaurant, Kneipe, Kino, usw.

- Mit Tieren umgeben

- Ausflüge

- Wellness: Massage, Schaumbad, usw."[22]

### 3.2.9 Regulierung der Nähe

In vielen Berufen wird eng mit Kollegen und Kunden / Patienten gearbeitet. Nicht nur die Identifikation mit dem Kunden ist damit gemeint, sondern auch die räumliche und körperliche Nähe (z.B. waschen eines Patienten). Inwieweit Nähe zugelassen werden kann, ist individuell. In einigen Berufen wird grenzenloser Einsatz mit Verleugnung eigener Gefühle verlangt und erwartet, sowohl vom Arbeitgeber, den Mitarbeitern selbst als auch der Gesellschaft. Das führt zu einer extremen Überlastung der Mitarbeiter. Immer für jeden da zu sein ist nicht möglich. Jeder Mensch hat seine Grenzen, und ein Rückzug (z. B. aus einem Gespräch) ist kein Versagen sondern Selbstschutz. Nur wenn in der Arbeit und im Privatleben Nähe und Distanz im gesunden Verhältnis gewahrt bleiben, und Grenzen klar benannt werden, ist Entlastung möglich.

---

[22] Vgl. Domnowski, M. (2005). Burnout und Stress in Pflegeberufen S. 126

# 4 Fazit

Burnout ist eine ernstzunehmende Erkrankung, die in den letzten Jahren deutlich zugenommen hat, und noch weiter zunehmen wird. Eine gezielte Prävention ist für die Unternehmen nicht nur wegen dem wirtschaftlichen Aspekt wichtig (Die von der BKK ausgewertete Studie bewies dass gesundheitsfördernde Maßnahmen die Kosten pro investiertem Euro bis zu 4,90 Euro verringern). Die Unternehmen haben den Mitarbeitern gegenüber eine Fürsorgepflicht, die eine solche Prävention dringend nötig macht. Maßnahmen zur Prävention stellen außerdem ein Zeichen von Wertschätzung, Respekt und Achtung vor der geleisteten Arbeit der Mitarbeiter dar. In Zeiten sich immer schneller erweiternder Technologie, Flexibilisierung der Arbeit und Zunahme an Information können nur Mitarbeiter auf dem aktuellen Stand bleiben, die dazu psychisch und physisch in der Lage sind. Durch Stress und Überlastung ausgelaugte Mitarbeiter werden diese Voraussetzung nicht erfüllen. Um wettbewerbsfähig zu bleiben, die Mitarbeiter- und Kundenzufriedenheit zu erhöhen oder auf einem guten Niveau zu halten, sind gute Arbeitsbedingungen und geschulte Führungskräfte Voraussetzung.

Es wäre in weiteren Studien zu klären, wie stark Entlastungsfaktoren das Burnout-Risiko beeinflussen. Ob allein die Anzahl an Faktoren ausreicht, ober ob es darauf ankommt, aus welchen Bereichen sie kommen (psychisch, physisch).

Die Rolle der Führungskraft müsste näher beleuchtet werden. Durch Testreihen an kompletten Teams, mit gleichzeitiger Befragung über die Qualität der Führungskraft, könnte herausgefunden werden, wie stark die Ent- bzw. Belastung durch Führungskräfte ist.

Die Entwicklung eines einheitlichen Burnout-Tests, unter Einbeziehung der Be- und Entlastungsfaktoren, könnte die Erkennung von Burnout vereinfachen.

Präventions-Maßnahmen können erst dann in Unternehmen erfolgreich implementiert werden, wenn die dafür verantwortlichen Mitarbeiter erkennen, dass Burnout keine Schwäche oder individuelle Fehlleistung darstellt, sondern eine Erkrankung ist, die unter anderem durch schlechte Arbeitsbedingungen ausgelöst wird, für die sie als Vorgesetzte verantwortlich sind. In Deutschland wissen 80 Prozent der Firmen nicht, wo die Stress-Quellen ihrer Mitarbeiter liegen (nach einer Umfrage des Wirtschafts- und Sozialwissenschaftlichen Instituts der Hans-Böckler-Stiftung unter 2200 Betrieben im Jahr 2004). Dabei haben Arbeitgeber seit 1996 laut Arbeitsschutzgesetz sogar die Verpflichtung, die psychische Gesundheit ihrer Mitarbeiter zu schützen.

Jeder Mitarbeiter kann unabhängig davon Maßnahmen ergreifen, um sich selbst vor Burnout zu schützen. Erst wenn Politik, Unternehmen und Mitarbeiter erkennen, welche Gefahr von Burnout-Erkrankungen ausgeht, und geeignete Maßnahmen ergreifen, könnte eine Zunahme der Betroffenen verhindert oder deren Anzahl sogar reduziert werden.

# Literaturverzeichnis (und weiterführende Literatur)

Bothfeld, S./ Klammer, U./ Klenner, Ch./ Leiber, S./ Thiel, A./ Ziegler, A.: WSI-FrauenDatenReport 2005 - Handbuch zur wirtschaftlichen und sozialen Situation von Frauen Reihe: Forschung aus der Hans-Böckler-Stiftung, Bd. 66

Brockhaus (1978). Lexikon des Verlages Brockhaus Bibliographisches Institut, Mannheim;

Bürgerliches Gesetzbuch.(1. September 2006). DTV-Beck; München Auflage: 58

Bundesverband der Unfallkassen (2005). Psychische Belastungen am Arbeits- und Ausbildungsplatz – ein Handbuch / Phänomene, Ursachen, Prävention. GUV-I 8628. Printed in Germany

Cherniss, C. (1982). Burnout: Two ways of defining it and their implications. Paper presented at the Annual Convention of the APA.

Domnowski, M. (2005). Burnout und Stress in Pflegeberufen. Schlütersche Verlagsgesellschaft, Hannover

Edelwich, J. & Brodsky, A. (1984). Ausgebrannt - Das Burn-out-Syndrom in den Sozialberufen. Salzburg: AVM.

Enzmann, D. & Kleiber, D. (1989). Helfer-Leiden. Stress und Burnout in psychosozialen Berufen. Heidelberg: Asanger.

Feuerstein, G. & Badura, B. (1991). Patientenorientierung durch Gesundheitsförderung im Krankenhaus. Hans-Böckler-Stiftung, Düsseldorf.

Gusy, B. (1995). Stessoren in der Arbeit, Soziale Unterstützung und Burnout. Eine Kausalanalyse. München: Profil.

Hofmann, F., Stößel, U., Duringer, C., Hagberg, M., Johansson, K. Josephson, M., Mlangeni, D., Schüllner, A., Strandberg, B., Theorell, T. (1991). Belastung und Beanspruchung der Lendenwirbelsäule bei Beschäftigten in der Krankenpflege unter besonderer Berücksichtigung der Ergonomie am Arbeitsplatz. In: Landau, K. (Hrsg.): Arbeitsbedingungen im Krankenhaus und Heim. Bayrisches Staatsministerium für Arbeit, Familie und Sozialordnung, München, S. 564-578.

Kolitzus, H. (2003). Das Anti-Burnout Erfolgsprogramm. Deutscher Taschenbuch Verlag, München

Luczak, H. (1991). Work under extreme conditions. Ergonomics 34/6, S. 687-720.

Luczak, H., Cakir, A. E. & Cakir, G. (Hrsg.) (1993). Work with Display Units. North-Holland, Amsterdam.

Maslach, C. (1982). Burnout - the cost of caring. New York: Prentice Hall.

Maslach, C. (1982). Understanding burnout. Definitional issues in analyzing a complex phenomenon. In W.S. Paine (Ed.), Job stress and burnout (29-40. Beverly Hills, CA: Sage.

Maslach, C. (1993). Burnout: a multidimensional perspective. In W.B. Schaufeli, C. Maslach &T.Marek (Eds.), Professional burnout. Recent developments in theory and research (19-32). Washington: Taylor and Francis.

Maslach, C. & Jackson, S.E. (1981). The Maslach Burnout Inventory. Research edition. Palo Alto, CA: Consulting Psychologists Press.

Maslach, C. & Jackson, E. (1986). Maslach Burnout Inventory Manual (2nd ed.) Palo Alto, CA: Consulting Psychologists Press.

Christina Maslach, M. P. Leiter: (2001). Die Wahrheit über Burnout Stress am Arbeitsplatz und was Sie dagegen tun können Springer-Verlag, Wien-New York

McGregor, D. (1960): the human side of enterprise. New York

Müller-Timmermann, E. (2004). Ausgebrannt - Wege aus der Burnout-Krise. Verlag Herder; Freiburg im Breisgau

Neuberger, O. (2002): Führen und führen lassen. Ansätze, Ergebnisse und Kritik der Führungsforschung; UTB, Stuttgart; 6. Auflage

Pines, A.M. & Kafry, D. (1978). Occupational tedium in the social services. Social Work, 23, 499-507.

Röhrig,S.; Reiners-Kröncke,W. (2003) Burnout in der Sozialen Arbeit. ZIEL Verlag (Augsburg)

Rush, M. (2002) Brennen ohne auszubrennen. Das Burnout-Syndrom – Behandlung und Vorbeugung. Gerth Medien GmbH, Asslar

Schmidt, B. (2004). Burnout in der Pflege – Risikofaktoren, Hintergründe, Selbsteinschätzung, W. Kohlhammer, Stuttgart

Sprenger, R. (2002): Mythos Motivation. Wege aus einer Sackgasse; Campus Fachbuch, 17. Auflage

## Quellennachweis: Internetadressen

http://www.aerzteblatt-studieren.de/doc.asp?docId=104207

http://www.bfw-pp.de/muenchen/betrieb216.php

http://www.bkk.de/gesundheit/arbeit_und_gesundheit/download/news/news_2002-01_kosten.pdf

http://www.euro.who.int/mediacentre/PR/2006/20060407_1?language=german

http://www.euro.who.int/eprise/main/who/progs/whd06/home?language=German

http://www.inqa.de/Inqa/Navigation/Presse/pressearchiv,did=80350.html

http://www.inqa.de/Inqa/Navigation/Projekte/gute-arbeit.html

http://www.innovations-report.de/html/berichte/medizin_gesundheit/bericht-36933.html

http://www.ichkannsonichtarbeiten.net

http://www.ichkannsonichtarbeiten.net/blog/index.php/archives/2004/07/

http://www.karriere.de/psjuka/fn/juka/SH/0/sfn/cn_artikel_print/bt/1/page1/PAGE_7/page2/PAGE_921/aktelem/DOCUMENT_933/oaobjid/20350/index.html

http://magazine.web.de/de/themen/beruf/karriere/gesundheit/980566.html

http://www.new-worxs.de/de/worxsnews/detail/128.html

http://www.nzz.ch/2006/06/03/zf/articleE5A2G.print.html

http://openpr.de/news/51391/Burnout-durch-Hausstaub.html

http://www.pressrelations.de/new/standard/result_main.cfm?r=212982&sid=&aktion=jour_pm&poffset=4686524000212982&quelle=0

http://www.psychologie-heute.de/news/dietexte/arbeit/031024z1.php

www.psychotherapie-prof-bauer.de/burnout.htm  Stress und Burnout

Prof. Dr. med. J. Bauer, Uni Freiburg

http://www.stress-online.de/40985.html?*session*id*key*=*session*id*val*

http://www.swissburnout.ch/aktuell.htm

www.work-and-life.de

**Mehr zu diesem Thema** finden Sie in „Prävention von Burnout. Mögliche Entlastungsfaktoren und Strategien für Führungskräfte" von Alexandra Rössner-Fischer,

ISBN: 978-3-638-73648-0

http://www.grin.com/de/e-book/76765/

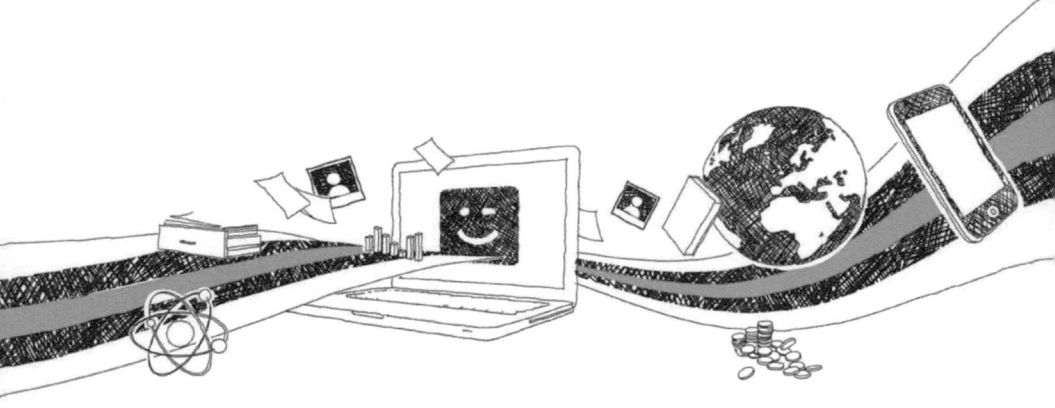
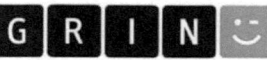